AF297880

NOUVEAU

TRAITEMENT DU CHOLÉRA

PAR

LE DOCTEUR LOTTE

DE BÉTHUNE,

MEMBRE DE L'ÉCOLE PRATIQUE DE LA FACULTÉ DE MÉDECINE DE PARIS.

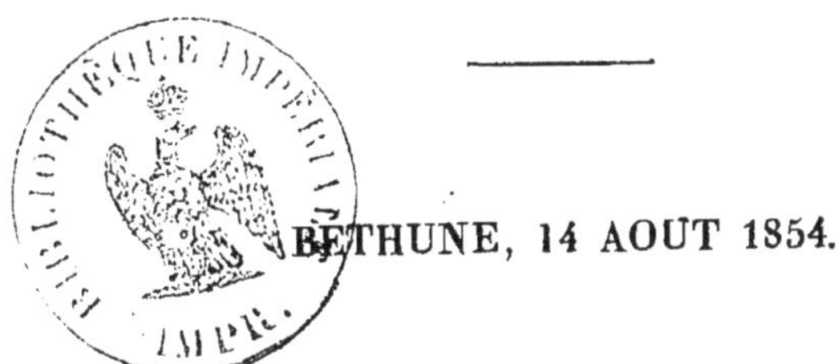

BÉTHUNE, 14 AOUT 1854.

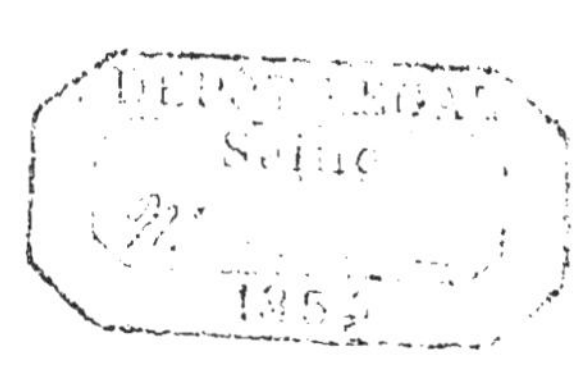

PARIS

TYPOGRAPHIE DE PLON FRÈRES,

IMPRIMEURS DE L'EMPEREUR,

RUE GARANCIÈRE, 8.

A NOS COLLÈGUES.

Nous n'avons pas la prétention de faire une monographie complète du choléra, mais nous croyons utile et très-important de soumettre à l'expérience de nos collègues un traitement nouveau d'une épidémie dont les apparitions, trop fréquentes malheureusement, ne laissent pas de faire sentir un peu l'impuissance de la médecine, et de décimer les populations.

Nous pensons que le moyen le plus simple de les rassurer est de dire : 1° ce que c'est que le choléra ; 2° comment on peut l'éviter ; 3° et comment surtout on peut le combattre avec succès.

Nous espérons rassurer et convaincre, et aussi être lu, afin que notre traitement soit expérimenté et jugé.

Béthune, 14 août 1854.

NOUVEAU

TRAITEMENT DU CHOLÉRA.

1° *Qu'est-ce que le choléra ?*

De même que l'apoplexie n'est qu'une congestion sanguine du cerveau à effet plus ou moins terrible, de même le choléra n'est qu'une congestion plus ou moins violente des organes digestifs, des ganglions nerveux qui président à la nutrition, aux fonctions et à la vie des organes les plus importants du corps. Sa cause est épidémique ; en d'autres termes, inconnue ; mais ses effets ne sont que trop connus , et bien que nul ne puisse dire que le choléra soit contagieux et se gagne par contact, il n'est déjà que trop redoutable.

Conditions qui favorisent son développement.

Tout ce qui affaiblit moralement ou physiquement rentre dans ces conditions. Ainsi au physique : une alimentation mauvaise ou insuffisante, une habitation humide et mal aérée, des travaux excessifs et trop prolongés, l'abus des boissons alcooliques et des plaisirs de l'amour, les extrèmes dans la température atmosphérique ou les variations subites, passent pour favoriser le développement du choléra ; de même qu'au moral les passions tristes , les chagrins prolongés et la peur, mais la peur surtout, puisqu'on a été jusqu'à l'appeler *la pourvoyeuse du choléra ;* et certes ses effets sont connus de tous les médecins qui ont observé une ou plusieurs épidémies.

Il est au reste facile d'expliquer son mode d'action : le choléra n'étant qu'une violente répercussion de tout le sang de la périphérie du corps vers l'intérieur, et la peur agissant tout à fait dans le même sens , elle doit favoriser singulièrement son éclosion et le rendre plus intense. C'est au médecin qu'appartient le devoir de détruire ce fantôme : qu'il montre hardiment qu'on peut guérir le choléra ; qu'il n'attaque que les gens qui abusent de tout ; que ce n'est qu'un accident , et pas même une maladie, puisque aussitôt qu'on a fait cesser la congestion , il ne reste plus qu'une réaction plus ou moins franche suivant les moyens qu'on a employés pour l'obtenir, et une faiblesse proportionnée aux évacuations , réaction et faiblesse qui ne sont plus le choléra et dont la médecine a facilement raison.

2° *Précautions à prendre pour éviter le choléra.*

On peut éviter le choléra par un régime approprié à son tempérament , à sa constitution , et que la nature indique à tout homme de bon sens ; par la sobriété la plus grande ; par l'assurance morale que cette simple réflexion donne : le choléra , quand il est bien soigné , se guérit tout aussi bien et beaucoup plus vite qu'une gastrite.

Si jusqu'à ce jour on a perdu à peu près la moitié des cholériques, c'est que la médecine a cru un peu au fantôme ; c'est qu'elle a vu dans cette affection tout autre chose que ce qu'il y avait ; c'est qu'en un mot les moyens innombrables qu'on lui a opposés ont tous ou presque tous été pris dans la classe des excitants et des toniques, et non des rationnels.

Je le demande au premier venu, a-t-on jamais éteint un incendie avec de l'huile, de l'essence de térébenthine ou de l'alcool, agents qui s'enflamment au contact du feu ? Non. Eh bien, comment voulez-vous faire cesser la congestion cholérique en portant à l'intérieur des excitants qui ne font certainement que doubler le stimulus et par suite la fluxion ; et si la moitié des cholériques guérissent, ce n'est certes pas par les médicaments qu'on emploie.

Faut-il s'étonner après cela si le choléra fait tant de victimes ; s'il remplit d'épouvante les populations, les disposant ainsi à son gré pour les moissonner à pleins bras !

Le meilleur régime est celui qui est en rapport avec les besoins de l'individu, son tempérament et sa constitution : ainsi l'homme de peine a plus besoin d'une nourriture substantielle que l'homme inactif ; il doit en prendre autant qu'il a besoin, c'est-à-dire autant qu'il dépense ; l'usage modéré du vin ou de la bière dans les repas fait toujours bien, tandis qu'en dehors des repas il est toujours plus nuisible qu'utile, et pernicieux surtout lorsqu'on en abuse.

Nul ne peut enfreindre cette règle d'hygiène que la nature et la raison nous tracent : *A chacun selon ses besoins, mais pas plus que ses besoins,* sans voir ses forces dépérir par privation, ou bien voir son estomac se charger, s'embarrasser de matières saburrales qui ne sont que l'excédant des aliments ou des boissons pris en trop grande quantité, et qu'il n'a pu digérer ; alors la bouche devient mauvaise, la langue se charge d'un enduit blanchâtre ; l'haleine devient fétide ; les intestins et l'estomac s'embarrassent, et des vomissements bilieux et des diarrhées de même nature se déclarent ; c'est alors que le choléra a beau jeu, quand on est ainsi disposé ! Il importe donc de faire cesser bien vite cet état par un éméto-cathartique, ou un grain d'émétique pris en lavage.

Si l'on avait la diarrhée que les médecins ont appelée *prémonitoire,* mais que l'appétit fût encore bon, que la langue ne fût pas chargée, et qu'il n'y eût pas ce qu'on appelle embarras gastrique, alors il suffirait de prendre trente grammes de sirop diacode en deux fois, soit quinze grammes le soir et quinze grammes le matin dans une tasse de tisane émolliente, pour la voir cesser bientôt.

Il faut éviter aussi toute transition brusque de température ; se couvrir quand on sue, au lieu de se découvrir ; craindre les courants d'air froid, ou l'immersion dans l'eau froide quand on est en transpiration. On conçoit en effet que le refroidissement subit, en refoulant le sang de la peau vers l'intérieur, doit favoriser singulièrement le choléra.

L'usage modéré des bains chauds est des plus salutaires, et il serait à désirer qu'il se répandît davantage, surtout dans la classe ouvrière, où un bain est considéré comme une affaire de luxe. Que nous sommes loin de ces peuples de l'antiquité qui voyaient dans le bain un précepte d'hygiène qu'ils suivaient ponctuellement, tandis que chez nous l'on ne fait usage du bain que sur la prescription du médecin !

En indiquant toutes ces précautions , je ne veux pas faire croire qu'on puisse se dispenser de recourir aux médecins ; j'indique seulement ce qu'il convient de faire en attendant leur secours.

Symptômes du choléra.

Le choléra, dont l'invasion est plus ou moins rapide, a pour symptômes précurseurs un affaiblissement brusque et rapide, des frissons, des vertiges, des bourdonnements d'oreilles, des troubles de la vue ; il survient des sueurs froides, une pâleur singulière et un gonflement insolite du ventre ; puis soif vive, douleurs abdominales, déjections alvines et vomissements bilieux, crampes, ralentissement du pouls, refroidissement de la peau et des extrémités ; dès lors, le choléra ou la sidération du système nerveux grand sympathique existe, et les symptômes que nous venons d'énumérer le démontrent. Mais ces symptômes, créés par la cause épidémique, n'accusent encore qu'une lésion nerveuse dont les effets vont se porter à tous les organes importants de la vie animale par les filets d'anastomose du nerf trisplanchnique.

A ce moment, un malaise subit, inexprimable, suivi de syncopes, de vomissements de matières blanchâtres, d'évacuations alvines de même nature, de crampes plus fortes dans tous les membres, vient dessiner la première période, qui se complète bientôt par la chute rapide du pouls, le ralentissement des battements du cœur, le refroidissement de la peau plus prononcé, l'altération prompte des traits, l'enfoncement des yeux dans les orbites, l'extinction de la voix, une agitation extrême, l'absence complète d'urines et une soif dévorante. Alors les évacuations redoublent, il y a menace d'asphyxie, la peau prend une teinte violacée et la chaleur disparaît de plus en plus : ce qui a fait donner à cette période le nom de *période algide*, qui est fatale à bien des cholériques.

Il y a encore bien des symptômes qui n'ont pas trouvé place dans ce tableau dessiné à grands traits ; mais dans l'immense majorité des cas, ce tableau est suffisant pour faire reconnaître à toute personne l'affection qui nous occupe, et pour constater que les symptômes nerveux précèdent les symptômes d'affaissement ; les premiers, tous d'excitation, sont caractérisés par la douleur, les crampes, l'agitation, les plaintes, les évacuations, etc. ; les seconds, par le ralentissement des battements du cœur, la suppression du pouls, de la voix, de la sécrétion urinaire et de la chaleur, et par la difficulté de plus en plus grande de la respiration, etc.

La deuxième période, quand le malade a résisté à la première, s'annonce par la cessation des progrès du froid et de la cyanose ; la peau se réchauffe lentement d'abord, puis plus rapidement ; un mouvement inverse se produit dans le cours du sang ; aussi, dans la première période, c'était de la périphérie du corps vers l'intérieur, maintenant c'est de l'intérieur vers la périphérie qu'il tend à se porter. Aussi la peau, de pâle, de rétractée, devient colorée de plus en plus, la face s'injecte et devient vultueuse, d'hippocratique qu'elle était ; le pouls, imperceptible d'abord, reparaît, puis se développe, et la fièvre de réaction commence, égale presque toujours à la dépression qui a fait tout le danger ; les évacuations deviennent moins fréquentes, la soif moins vive, et les crampes deviennent moins intenses et finissent par cesser.

Nous ne nous appesantirons pas sur les diverses formes que peut offrir le choléra, disons toutefois que cette seconde période n'est dangereuse le plus souvent qu'autant que le traitement aura été plus stimulant ; en effet, lors de l'épidémie de 1849 où nous avons commencé à appliquer notre traitement, jamais nous n'avons eu d'accidents consécutifs à la réaction.

3° *Traitement*.

Quelle que soit la cause déterminante du choléra, cette cause se traduit à nos yeux par des symptômes, et plus nous les analysons et plus nous nous trouvons confirmé dans notre conviction : « Que le choléra n'est qu'une violente congestion » des organes abdominaux, suivie de sidération du système » nerveux ganglionnaire ou du grand sympathique. »

Or, je le demande à tout homme qui veut bien se donner la peine de raisonner, que fait la congestion abdominale ? Elle surexcite les intestins, l'estomac, et leur fait produire ces énormes évacuations qui suppriment forcément la sécrétion des urines, et font souvent en quelques heures maigrir un individu au point de le rendre méconnaissable à ses amis.

Mais là ne s'arrêtent pas les effets désastreux de la congestion ; son plus pernicieux effet, celui qui tue le plus souvent, est de frapper de paralysie en quelque sorte le nerf grand sympathique et de produire ces symptômes d'affaissement que nous constatons à la fin de la première période, tels que syncopes, ralentissement du pouls et des battements du cœur, refroidissement général, perte de la voix, difficulté de respiration, poussée quelquefois jusqu'à la menace d'asphyxie.

Cette congestion qui tue étant produite, quels moyens plus rationnels, physiquement et physiologiquement parlant, opposer pour la combattre? Ces moyens, les voici : ils sont aussi simples que puissants, aussi faciles à employer qu'efficaces, et cela en tous lieux et par toutes sortes de personnes. C'est d'appliquer le froid à l'intérieur et le chaud à l'extérieur. *Frigus intùs, calor extùs.* Maintenant quelle est la manière la plus simple et la plus facile d'appliquer le froid à l'intérieur et la chaleur à l'extérieur ? C'est de mettre dès les premiers symptômes le malade dans un bain chaud à température ordinaire, en ayant soin de l'élever graduellement et prudemment, de le faire boire en même temps autant d'eau froide, et même glacée, qu'il peut en avaler, et de continuer ces deux moyens combinés aussi longtemps qu'il est nécessaire pour amener la seconde période ou la réaction.

En agissant ainsi, nous mettons nos malades dans les meilleures conditions qu'il soit possible de les placer pour recevoir tous les soins que leur état exige; nous satisfaisons aux désirs impérieux de boire qu'ils éprouvent, désirs que la nature même de leur affection et l'instinct commandent de satisfaire, et qu'il faut satisfaire si l'on veut guérir. Ni les vomissements, ni les déjections alvines, ni les crampes ne sont des contre-indications de ces moyens. Si les crampes sont trop fortes, on frictionne dans le bain avec un liniment excitant ou anodin ou révulsif, au gré du praticien ; en un mot, l'on traite le patient comme s'il était au lit ; on peut encore, au moyen du clysopompe, lui donner des lavements d'eau froide après chaque déjection, et pour peu que le malade soit dégoûté de sentir son bain sali par ces déjections alvines, on le change de bain, en ayant bien soin toutefois de le mettre dans un autre à la même température. .Par cette médication et pour peu que le médecin sache agir sur le moral de son client, il est certain qu'il obtiendra des succès et des guérisons qui le surprendront.

En écrivant ces lignes, nous lisons dans la *Gazette des Hôpitaux* du 12 août 1854 que sur toutes les médications proposées contre le choléra, une seule, celle du docteur Abeille, a seule eu, jusqu'à ce jour, le privilége de fixer l'attention des médecins, et son moyen est le sulfate de strychnine. Eh bien, à la bonne heure! voilà un moyen rationnel et qui agit en neutralisant la cause, en réveillant l'action du nerf grand sympathique et en s'opposant par suite à tous ces symptômes d'affaissement qui en sont la suite. Mais nous ne pensons pas que seul il puisse suffire à combattre le choléra. Il faut, et c'est notre conviction la plus profonde, l'associer au traitement que nous venons d'indiquer, et qui nous a toujours réussi en 1849, parce que l'action de la strychnine, bien connue des praticiens, a le pouvoir de stimuler le système nerveux ganglionnaire sans être par elle-même, pour l'estomac et les intestins, un stimulant dangereux quand elle est bien dosée, et qu'il est très-aisé de l'administrer dans le cours de notre traitement de la manière dont l'indique notre très-honoré collègue, avec pleine confiance que ses effets n'en seront que plus satisfaisants.

Qu'on se souvienne bien encore d'une chose, c'est dès le début qu'il faut agir : *principiis obsta.* Or, les moyens que nous indiquons étant simples et faciles à appliquer en tous lieux, et avant même l'arrivée du médecin, il serait impardonnable de laisser les malades sans secours. Nous déclarons, en terminant, que le traitement que nous venons d'indiquer nous a donné des guérisons de cholériques à l'état algide le plus prononcé ; que nous avons guéri tous les malades auxquels nous l'avons apppliqué ; que nous n'avons jamais eu d'accidents consécutifs à la réaction ; que cette réaction ne s'est jamais fait attendre plus de six à huit heures pour les cas les plus graves, et que plusieurs de nos collègues l'ont employé avec le même succès.

Maintenant, est-ce à dire que tous les cholériques seront guéris par cette médication? Nous ne le prétendons nullement : de même que la saignée ne guérit pas une apoplexie foudroyante, qui tue en quelques heures ; de même ce traitement ne guérira pas les cholériques frappés d'une manière foudroyante, et auxquels il sera impossible de rien faire prendre, tant les vomissements et les symptômes seront intenses.

Mais, encore une fois, ces moyens nous ayant toujours réussi en 1849, ayant guéri par cette médication des cholériques à l'état algide le plus prononcé, nous la livrons à la publicité de nos propres deniers ; la *Gazette de France*, la *Presse*, plusieurs journaux de médecine et plusieurs notabilités médicales de Paris ne l'ayant pas trouvée digne de considération.

Que l'expérience se fasse ! Pour notre part, nous avons la conviction profonde que notre traitement est le plus simple, le plus facile, le plus rationnel et le plus puissant qu'il y ait de guérir les cholériques, et nous croyons que, s'il est appliqué avec intelligence et persévérance, et comme nous le mettons en pratique, on comptera désormais moins de victimes. Au reste, il ne peut être nuisible jamais, et si ces quelques lignes pouvaient au moins sauver la vie à un seul malheureux cholérique, nous nous estimerions trop heureux.

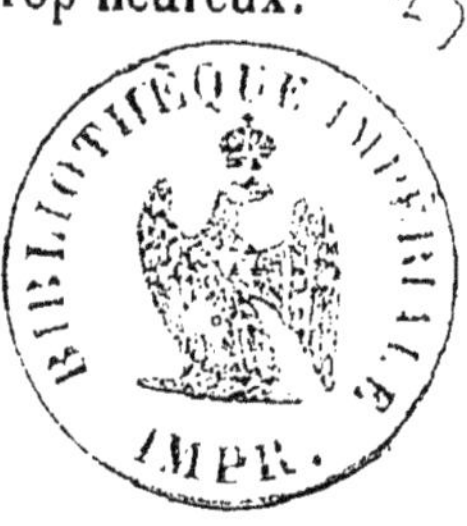

www.ingramcontent.com/pod-product-compliance
Ingram Content Group UK Ltd.
Pitfield, Milton Keynes, MK11 3LW, UK
UKHW022259070726
13613UKWH00005B/2389